# GUY AINÉ

## NATURALISTE

PRÉPARATEUR D'ANATOMIE ARTIFICIELLE

de la Faculté de Médecine de Paris et du Val-de-Grâce,

**modeleur de l'Académie de Médecine,**

FOURNISSEUR

*des Musées et Écoles de Médecine secondaires de France,*

**DE PLUSIEURS UNIVERSITÉS ÉTRANGÈRES, ETC**



## ANATOMIE EN CIRE,

ANATOMIE HUMAINE ET COMPARÉE,

PHRÉNOLOGIE, HISTOIRE NATURELLE.

CATALOGUE 1850,

**Contenant un supplément aux éditions précédentes.**

**PARIS**

**RUE DE L'ÉCOLE-DE-MÉDECINE, 2.**

Imprimerie de J.-B. Gros, rue du Foin-Saint-Jacques, 18

1850

# PROSPECTUS.

Depuis longtemps on a cherché a imiter l'organisation des animaux, et aujourd'hui surtout on se livre plus que jamais à ce genre d'industrie. Mais on n'a jamais réuni toutes les conditions qu'exige l'imitation la plus parfaite de la nature, conditions qui consistent dans la forme, la couleur, la légère transparence de la plupart des tissus, les rapports, les connexions des diverses parties représentées, et la facilité de séparer, de réunir ces parties.

Tout ce qui est cartonnage est à tel point imparfait, surtout sous le rapport de la couleur et de la transparence, que toutes les pièces obtenues par ce moyen font à peine naître l'idée de ce qu'on a voulu représenter : car la couleur et ses innombrables nuances, ainsi qu'un léger degré de diaphanéité, sont ce qui donne aux diverses pièces d'anatomie normale, et surtout à celles d'anatomie pathologique, ce caractère spécial qui rend le mieux la nature (avantages que jusqu'ici la cire seule a pu réunir). Décolorez, rendez opaque la représentation de la plupart des tissus altérés, et cette représentation n'offrira aucun des traits qu'elle est destinée à retracer ; colorez-la d'une manière défectueuse, et elle vous transmettra des idées fausses, pires cent fois que l'absence de toute idée. Ainsi, rien de ce qui a été fait jusqu'à ce jour n'est propre à satisfaire le désir ou le besoin qu'on peut avoir de remplacer la nature par son imitation fidèle ; car toutes ces pièces en carton sont à la nature ce qu'est à la sculpture l'art de fabriquer des poupées.

Hâtons-nous cependant de dire, comme un hommage rendu à la vérité, qu'abstraction faite de la transparence et de quelques nuances de couleur, M. le docteur Broc a fait le premier (en 1818) un homme artificiel décomposable, qui ne laisse absolument rien à désirer. Mais M. Broc n'a pas multiplié son travail, que le moulage, dit-il, ne pourrait reproduire que d'une manière fort imparfaite ; de sorte que ses pièces, qui ne sont point dans le commerce, ne peuvent pas entrer en concurrence avec celles que le public peut se procurer. Il n'a travaillé que pour la science, qui n'entend rien en spéculation.

Moi qui spécule, puisqu'enfin la confection de pièces en cire est mon état, je me suis toujours efforcé de me rapprocher le plus possible de la science, en m'éloignant autant que je l'ai pu de cette pratique routinière dans laquelle on s'efforce toujours de faire le plus, sans jamais chercher à faire le mieux. Exclusivement occupé à copier la nature, que je n'ai cessé et ne cesse d'avoir sous les yeux, docile aux conseils des médecins dont j'ai toujours eu soin de m'entourer, j'ai successivement imprimé à mes ouvrages le caractère de perfection progressive qu'offrent les travaux de tout artiste consciencieux ; c'est à la faveur du soin, de l'attention et de l'expérience que je suis parvenu à bien faire, et j'ai eu enfin l'avantage, bien flatteur sans doute, de satisfaire deux corps savants dont on ne contestera pas, je crois, la compétence : l'École et l'Académie de Médecine. Préparateur d'anatomie auprès de l'une, et modeleur auprès de l'autre, je suis conduit à exécuter des travaux de l'ordre le plus élevé, soumis moi-même au jugement des hommes les plus éclairés.

Tels doivent être, pour ceux qui désireront avoir des pièces aussi propres que possible à tenir lieu de la nature, les sûrs garants du soin et de l'exactitude que j'apporte aux préparations des ouvrages qu'on me demande, et de ceux que j'exécute d'après le pressentiment du besoin qu'on peut en avoir.

Les préparations d'anatomie en cire et d'ostéologie humaine n'ont pas été seules l'objet de mes soins, je me suis occupé en outre d'une manière toute particulière de celles d'anatomie comparée ; et pour satisfaire aux besoins de la science sous ce rapport, j'ai formé une galerie spéciale où je réunis toujours le plus possible les principaux types dans chaque ordre.

Aussi ai-je eu la satisfaction de voir mes efforts appréciés et couronnés de succès. Chaque jour de nouveaux musées, de nouvelles écoles viennent puiser à cette source que je leur ai ouverte, et pour répondre au désir que l'on m'exprime de toutes parts d'avoir un catalogue des pièces d'anatomie comparée, je me suis décidé, malgré la difficulté, l'impossibilité même d'en offrir un complet, à donner du moins un apperçu des objets que l'on peut se procurer ordinairement chez moi, avec les prix, mais seulement approximatifs ; car il est bien essentiel de remarquer que ces prix sont extrêmement variables, selon l'âge, la beauté du sujet, etc., etc., etc. Ainsi, tel individu que l'on peut offrir aujourd'hui pour un prix, sera peut-être remplacé demain par un autre de *même espèce*, qui néanmoins vaudra beaucoup plus ou beaucoup moins, selon les conditions dans lesquelles il se trouvera. Cependant, pour les pièces ordinaires et qui se rencontrent communément, la différence ne peut jamais être très-grande, et la liste ci-jointe peut très-bien guider dans leurs commandes les personnes qui étant éloignées, ne peuvent faire leur choix elles-mêmes. Toutefois, je ferai observer que je ne possède pas toujours toutes les préparations dont j'ai indiqué les prix, car parmi les pièces désignées il s'en trouve de fort rares, et qui une fois vendues ne peuvent souvent être remplacées immédiatement.

Dans ce nouveau catalogue, j'ai fait également des additions nombreuses aux préparations d'anatomie en cire ; j'ai aussi rétabli des prix erronés : quelques pièces ont été diminuées, d'autres au contraire ont été augmentées par suite des modifications et perfectionnements apportés dans leur confection ; je prie donc en conséquence les personnes qui auraient quelques commandes à m'adresser, de vouloir bien considérer cette nouvelle édition comme la seule à consulter, tant pour l'exactitude des désignations que pour celle des prix.

*Voici l'indication des principales préparations qui se rencontrent habituellement chez moi.*

## MODÈLES EN CIRE D'ANATOMIE ET DE PATHOLOGIE,

Exécutés par GUY aîné, préparateur de la Faculté de Médecine de Paris, du Val-de-Grâce, etc., etc.

### ANATOMIE.

| | FR. |
|---|---|
| Œil (*quatre fois nature*), ses membranes se déploient. . . . . . . | 35 |
| Œil (*coupe médiane*), démonstration des fonctions visuelles. . . | 35 |
| Oreille interne et externe (*deux fois nature*) se démontant en plusieurs pièces. . . . . . . . . . . . . . . . . . . . . . | 45 |
| Oreille interne et moyenne, avec préparation des nerfs et artères. | 35 |
| Cerveau avec la dure-mère. . . . . . . . . . . . . . . . . | 90 |
| Cerveau avec la pie-mère. . . . . . . . . . . . . . . . . | 90 |
| Hémisphère gauche du cerveau. . . . . . . . . . . . . . . | 80 |
| Anatomie du cerveau (*pièces mobiles*). . . . . . . . . . . . | 120 |
| Les deux lobes du cerveau retenus par le corps calleux. . . . . | 100 |
| Cerveau avec la moelle épinière dans toute son étendue, en rapport avec la colonne vertébrale; origine des nerfs spinaux. . . | 200 |
| Préparation de la dure-mère et de l'arachnoïde transparente, laissant voir les faulx du cerveau et ses principaux vaisseaux. . . | 85 |
| Préparation de l'artère carotide externe et de la maxillaire interne avec ses branches collatérales. . . . . . . . . . . | 35 |
| Préparation de la cinquième paire de nerfs avec ses ramifications. | 35 |
| Tête offrant la préparation des veines, artères et nerfs de la face, de l'œil et de l'oreille. . . . . . . . . . . . . . . . . . | 170 |
| Moitié de la tête avec la préparation des nerfs. . . . . . . . . | 85 |
| — avec celle des veines et des artères. . . . . . . . | 85 |
| Préparation des muscles de la tête, de la face et du cou, avec les nerfs et artères. . . . . . . . . . . . . . . . . . . . . | 250 |

| | FR. |
|---|---|
| Préparation offrant la tête coupée pour montrer le cerveau, et la poitrine ouverte, contenant le cœur s'ouvrant en plusieurs parties. | 350 |
| Larynx avec une portion du pharynx, la trachée-artère et les bronches. (Il s'ouvre pour montrer les cordes vocales.) . . . | 20 |
| Anatomie du cœur et de ses gros vaisseaux. (*Il s'ouvre pour montrer l'intérieur des ventricules.*) . . . . . . . . . . . . . . . . . . . | 70 |
| Anatomie des organes du goût et de l'odorat. . . . . . . . . | 80 |
| Coupe médiane de la tête et du cou. . . . . . . . . . . . . . | 120 |
| Région cervicale superficielle. . . . . . . . . . . . . . . . . | 100 |
| Région cervicale profonde. . . . . . . . . . . . . . . . . . . | 120 |
| Région axillaire. . . . . . . . . . . . . . . . . . . . . . . | 80 |
| Région de l'aine. . . . . . . . . . . . . . . . . . . . . . . | 90 |
| Région du périnée de l'homme. . . . . . . . . . . . . . . . | 150 |
| Région du périnée de la femme. . . . . . . . . . . . . . . | 150 |
| Glande mammaire. . . . . . . . . . . . . . . . . . . . . . | 70 |
| Système pulmonaire en rapport avec le cœur. . . . . . . . . | 180 |
| Articulation de l'épaule. . . . . . . . . . . . . . . . . . . | 70 |
| Articulation du coude. . . . . . . . . . . . . . . . . . . . | 50 |
| Articulation du poignet. . . . . . . . . . . . . . . . . . . | 40 |
| Articulation coxo-fémorale. . . . . . . . . . . . . . . . . . | 70 |
| Articulation du genou. . . . . . . . . . . . . . . . . . . . | 60 |
| Articulation tibio-tarsienne. . . . . . . . . . . . . . . . . | 40 |
| Démonstration des principaux réservoirs chylifères. . . . . . . | 90 |
| Bassin de l'homme et les organes qu'il renferme, s'ouvrant pour montrer les parties internes. . . . . . . . . . . . . . | 320 |
| Bassin de la femme et les organes qu'il renferme, s'ouvrant également. (*L'utérus contient le produit de la conception au troisième mois.*) . . . . . . . . . . . . . . . . . . . . . . . | 320 |
| Moitié de bassin avec les vertèbres lombaires, offrant l'appareil urinaire et les organes de la génération internes et externes chez la femme. (*L'utérus ouvert à l'état de vacuité.*) . . . . . . | 120 |
| Appareil urinaire mâle. . . . . . . . . . . . . . . . . . . . | 40 |
| Buste de jeune femme démontrant les artères et les nerfs profonds du cou, de la face, de la partie antérieure de la poitrine et de la glande mammaire. . . . . . . . . . . . . . . . . . . | 300 |

| | FR. |
|---|---|
| Appareil digestif complet, depuis la bouche jusqu'à l'anus. . . | 350 |
| Préparation de la masse intestinale, avec les nerfs, glandes, vaisseaux sanguins et lymphatiques. . . . . . . . . . . . . . | 200 |
| Tous les organes contenus dans la poitrine, le bas-ventre et le bassin, dans leur situation respective et leur rapport entre eux. | 600 |
| Vaisseaux lymphathiques du foie et de l'estomac. . . . . . . | 100 |
| Anatomie de l'extrémité thoracique. . . . . . . . . . . . . | 200 |
| Anatomie de l'extrémité abdominale. . . . . . . . . . . . . | 300 |
| Autopsie complète. . . . . . . . . . . . . . . . . . . . . | 1500 |
| Centre nerveux céphalo-rachidien (*Cette préparation de l'arbre céphalo-rachidien est exécutée d'après les recherches de M. le professeur Cruveilhier.*) . . . . . . . . . . . . . . . . . . . | 300 |
| Nerf trisplanchnique ou grand sympathique (*Préparation d'après M. le docteur Manec*). Le cœur est mobile et s'ouvre pour montrer l'intérieur des ventricules. . . . . . . . . . . . . . | 650 |
| — Avec la colonne vertébrale transparente, ainsi que le cœur et le rein. . . . . . . . . . . . . . | 1000 |
| Écorché (*de grandeur naturelle*) offrant les muscles de la couche superficielle . . . . . . . . . . . . . . . . . . . . . . | 3000 |
| Autre écorché montrant les muscles de la couche moyenne, d'un côté, et de l'autre ceux de la couche profonde . . . . . . . . | 3000 |
| Vénus (*de grandeur naturelle*). Elle se compose de 85 pièces que l'on peut détacher; les muscles et les vaisseaux de la couche superficielle y sont représentés. En enlevant la paroi antérieure du ventre, on trouve tous les organes que renferment les cavités thoracique et abdominale. Chaque organe peut s'enlever séparément; l'utérus contient le produit de la conception au troisième mois. . . . . . . . . . . . . . . . . . . . . . . | 3000 |

## PATHOLOGIE (1).

### MONSTRUOSITÉS.

| | |
|---|---|
| — Buste d'un foetus cyclope (Musée Dupuytren). . . . . . . | 50 |

(1) Presque toutes les pièces de cette série ont été faites d'après les exemplaires originaux du musée Dupuytrein, ainsi que cela est mentionné à la suite de chacune d'elles.

FR.

— Fœtus ayant une substance comme spongieuse qui lui sort de la bouche (Musée Dupuytren). . . . . . . . . . . . . 60

— Tête de foetus anencephale, les tégumens sont enlevés (Musée Dupuytren). . . . . . . . . . . . . . . . . . . . 30

— Corne. Substance cornée ayant pris naissance au front d'une femme de quatre-vingts ans, et ayant atteint quatre ans aprés 23 centimètres de longueur. . . . . . . . . . . 50

— Corne poussée sur la pommette droite chez un homme de quarante ans et ayant atteint 8 centimètres de longueur. . . . 50

— Foetus développé dans l'abdomen d'un jeune homme qui mourut à quatorze ans (Musée Dupuytren). . . . . . . . . . 60

— Le même foetus vu isolément. . . . . . . . . . . . . . 30

LÉSIONS DE L'ESTOMAC.

— Perforation de l'estomac de la fille Gorée (Musée Dupuytren). 60

— Cancer. Estomac à l'intérieur duquel on remarque une tumeur fongueuse et carcinomateuse (Musée Dupuytren) . . . . 40

LÉSIONS DU COEUR.

— Cœur dont la pointe est devenue le siége d'un anévrisme (Musée Dupuytren). . . . . . . . . . . . . . . . . . 40

— Cœur dont les valvules aortiques sont en partie ossifiées; l'ouverture de l'aorte est rétrécie et il y a dilatation du ventricule gauche (Musée Dupuytren). . . . . . . . . . . . 50

LÉSIONS DES INTESTINS.

— Rectum ouvert pour faire voir une tumeur fongueuse qui s'y est développée (Musée Dupuytren). . . . . . . . . . . 50

LÉSIONS DE L'UTÉRUS.

— Polype. Tumeur fibreuse trouvée dans l'utérus. Cette tumeur était intérieurement divisée en plusieurs compartiments (Musée Dupuytren). . . . . . . . . . . . . . . . . 60

— Renversement de l'utérus (Musée Dupuytren). . . . . . . 40

— Fongus. Ulcère fongueux du col de l'utérus (Musée Dupuytren). . . . . . . . . . . . . . . . . . . . . 40

LÉSIONS DU FOIE.

FR.

— Pièce représentant une affection tuberculeuse du foie et de l'estomac (Musée Dupuytren). . . . . . . . . . . . . 70

— KYSTE. Foie ayant une tumeur hydatique, située sur sa face inférieure (Musée Dupuytren). . . . . . . . . . . . . 70

LÉSIONS DE LA RATE.

— CANCER. Rate dans laquelle se sont développées des tubercules (Musée Dupuytren). . . . . . . . . . . . . . . . . 35

— CANCER. Rate affectée de mélanose, prise sur le cadavre d'une femme de 69 ans (Musée Dupuytren). . . . . . . . . . 35

LÉSIONS DU PÉRITOINE.

— CANCER. Affection tuberculeuse du péritoine se développant chez un jeune garçon, sans aucune trace d'inflammation (Musée Dupuytren). . . . . . . . . . . . . . . . . 130

LÉSIONS DU LARYNX.

— CROUP. Larynx et trachée d'un enfant mort du croup à cinq ans. Une fausse membrane tapisse l'intérieur de ces organes (Musée Dupuytren). . . . . . . . . . . . . . . . . 20

LÉSIONS DE LA THYROÏDE.

— Goitre moulé après l'opération (Musée Dupuytren). . . . . 40

— Corps Thyroïde désorganisé et ayant acquis un volume considérable. Le larynx était lui-même attaqué (Musée Dupuytren). . . . . . . . . . . . . . . . . . . . . 50

LÉSIONS DE LA PLÈVRE.

— Ossification de la plèvre recouvrant deux côtes (Musée Dupuytren). . . . . . . . . . . . . . . . . . . . . 25

LÉSIONS DES POUMONS.

— Deux poumons parsemés de tubercules. On observe également

ces tubercules à l'intérieur de oreillettes et des ventricules du cœur (Musée Dupuytren). . . . . . . . . . . . . FR. 80

LÉSIONS DES ARTÈRES.

— AORTE. Dilatation considérable de la crosse de l'aorte, avec une perforation située vers l'artère brachio-cephalique; cette ouverture fait communiquer l'aorte avec une tumeur assez volumineuse placée sur la convexité de la courbure (Musée Dupuytren). . . . . . . . . . . . . . . . . 60

— Anévrisme de l'aorte ventrale formant une poche longue et séparée en deux par la colonne vertébrale (Musée Dupuytren). . . . . . . . . . . . . . . . . . . . . . 50

LÉSIONS DES VEINES.

— Modèle d'une sorte de concrétion développée dans la veine cave supérieure et se prolongeant dans la sous-clavière gauche, avec des adhérences à la partie postérieure de cette veine (Musée Dupuytren). . . . . . . . . . . . . . 80

MALADIES DES VOIES URINAIRES.

— Reins à l'intérieur et à la surface desquels se sont développés des kystes nombreux (Musée Dupuytren). . . . . . . . 35

— Fongus développé à la face interne et antérieure de la vessie au-dessus de son col; cet organe est ouvert pour laisser voir la maladie (Musée Dupuytren). . . . . . . . . . . . 35

VICES DE CONFORMATION.

— Organes externes de la génération d'un sujet regardé comme hermaphrodite (Musée Dupuytren). . . . . . . . . . . 50

— Bassin montrant les organes de la génération internes et externes d'un sujet regardé comme hermaphrodite (Musée Dupuytren). . . . . . . . . . . . . . . . . . . 120

— Autre bassin offrant les mêmes organes avec des variétés (Musée Dupuytren). . . . . . . . . . . . . . . . . . 120

— Bec de lièvre double (Musée Dupuytren). . . . . . . . . . 50

CANCERS.

FR.

— Cancer au front chez une femme ; les sinus frontaux sont détruits en partie (Musée Dupuytren). . . . . . . . . . 50

— Cancer au nez formant une saillie considérable (Musée Dupuytren). . . . . . . . . . . . . . . . . . . . . . . 50

CARIES.

— Carie et nécrose des os frontaux, nasaux et maxillaires supérieurs (Musée Dupuytren). . . . . . . . . . . . . . . 50

CAS DE MORVE (Chez l'Homme).

— Tête d'un homme atteint de la morve. On remarque de nombreuses plaques gangreneuses surtout vers la racine du nez, sur le front et autour des orbites. Les paupières supérieures étaient tuméfiées et frappées de gangrène. Sur diverses autres parties du corps du malade, on observait des pustules à différents états de développement. . . . . . . 60
(Professeur, ANDRAL, Hôpital de la charité.)

— Coupe verticale de la tête chez un sujet atteint de la morve : on voit l'intérieur des fosses nazales et du pharynx qui sont criblés d'ulcérations ; une sécrétion muco-purulente tapisse les fosses nazales et l'on remarque une plaque gangreneuse à la voûte du palaie (Professeur, BRESCHET, Hôtel-Dieu.). 60

MALADIES SYPHYLITIQUES.

Collection de 80 pièces. . . . . . . . . . . . . . . . . . . 1,000

MALADIES DES YEUX ET DES PAUPIÈRES (1).

Collection de 89 pièces réunies en cinq cadres en bois d'ébène, à fonds de velours, ou dans des boîtes-livres. . . . . . . . 650

---

(1) Ces yeux sont faits avec une composition nouvelle, imitant beaucoup mieux la nature que l'émail qui ne se prête que difficilement à la reproduction fidèle de la plupart des maladies. Après de longues recherches je suis parvenu à obtenir des membranes d'une transparence parfaite.

MALADIES DE L'UTÉRUS.

| | FR. |
|---|---|
| Douze pièces également dans un cadre en bois d'ébène, ou dans des boîtes-livres | 180 |
| Démonstration des divers procédés dans l'opération de la cataracte. (2 pièces) chacune à | 100 |
| Hernie entéro-épiploïque (pièces mobiles) | 50 |
| Hernie entérocèle. — | 50 |
| Hernies ombilicale, crurale et inguinale sur la même pièce (pièces mobiles) | 80 |
| Tumeur et hernie crurales chez la femme. — | 50 |

MALADIES DE LA PEAU (1).

## ACCOUCHEMENTS.

| | FR. |
|---|---|
| Les neuf époques mensuelles de la grossesse, un utérus à l'état de vacuité et un bassin (*en cire*) — (pièces mobiles) | 500 |
| Circulation du fœtus à terme | 100 |
| Œuf humain avant trois mois de terme, pour démontrer la vésicule ombilicale | 40 |
| Fœtus à six mois avec ses enveloppes et placenta | 60 |
| — à neuf mois | 90 |
| Grossesses extra-utérine, tubaire et ovarique | 60 |
| Opération césarienne | 250 |
| Opération de la symphyse | 100 |
| Mannequin en peau pour servir à la manœuvre des accouchements, avec parties élastiques et fœtus | 70 |
| Bassins viciés avec ligaments artificiels; collection de dix pièces (*en carton-pierre*) (2) | 250 |

---

(1) Voir à la page 3 (*Supplément*).
(2) Voir à la page 1 (*Supplément*).

## OVOLOGIE.

OVOLOGIE DES ANIMAUX, savoir : celle de l'Homme, du Singe, du Chat, du Chien, du Lapin, du Poulet, de la Tortue, du Crocodile, du Lézard, de la Couleuvre, de la Vipère, du Poisson, de l'Écrevisse, de la Limace, du Polype (*Hydre*), de l'Éponge.

(Cette collection n'étant pas encore achevée, on ne peut en déterminer le prix) (1).

Incubation de l'œuf du poulet : vingt-deux pièces présentant jour par jour les transformations successives, jusqu'à la naissance du poulet. . . . . . . . . . . . . . . . . . . . . . . . . 150 fr.

Poule se démontant pour montrer la grappe et la progression successive de l'œuf, jusqu'au moment du passage. . . . . 70

## OSTÉOLOGIE HUMAINE.

| | FR. |
|---|---|
| Squelettes humains désarticulés. . . . . . . . . . | de 50 à 70 |
| Squelettes humains articulés, avec ou sans mouvement des pieds et des mains. . . . . . . . . . . | 90 à 150 |
| Squelettes humains montés à la Beauchêne (2). . . . | 600 |
| Têtes naturelles avec la mâchoire articulée. . . . . | 15 à 18 |
| Têtes désarticulées. . . . . . . . . . . . . . . | 15 à 25 |
| Têtes désarticulées, remontées à la Beauchêne (*les différentes pièces sont mobiles*). . . . . . . . . . . . . | 200 |
| Têtes sciées en tous sens, montrant tous les sinus, avec la préparation de l'oreille interne et de l'oreille moyenne. | 50 |
| Têtes avec coupes du rocher et des sinus maxillaires et frontaux. . . . . . . . . . . . . . . . . . . . | 30 |
| Temporaux sculptés, pour montrer l'oreille interne et l'oreille moyenne (*les deux*). . . . . . . . . . . | 25 |

(1) L'ovologie de la limace, de l'hydre et de l'éponge sera exécutée d'après les résultats des recherches de M. Laurent, qui ont été couronnées par l'Académie des Sciences.

(2) Par pièces montées à la Beauchêne, nous entendons des os désarticulés, remontés à distance, et maintenus par des lames en cuivre.

14 temporaux sculptés, offrant chacun une coupe différente de l'oreille : deux pièces présentant la préparation des nerfs et artères (*collection sous verre*). . . . . . . . . . . . . . . FR. 160

Bassins avec ligaments naturels. . . . . . . . . . . . . . . . . 20

Bassins avec ligaments artificiels (1). . . . . . . . . . . . . . 25

Mains et pieds articulés . . . . . . . . . . . . (la pièce). 4

Mains et pieds montés à la Beauchêne (la paire sur support), à 30 et 35

Squelettes de fœtus avec ligaments naturels, depuis l'embryon jusqu'au fœtus à terme (*collection de neuf pièces, chacune sous verre*). 150

1 Fœtus isolé sans verre. . . . . . . . . . . . . . . . . . . . 16

Squelettes de fœtus désarticulés, chacun dans un cadre noir (*collection de neuf*). . . . . . . . . . . . . . . . . . . . . . . 315

Têtes de fœtus. . . . . . . . . . . . . . . . . . . . . . . . . 4

Têtes de races naturelles . . . . . . . . . . . . . . . . . .

Maladies des os. . . . . . . . . . . . . . . . . . . . . . . .

## DENTITION.

Vingt-deux têtes préparées pour l'étude de la dentition humaine depuis le fœtus jusqu'à l'homme âgé de quatre-vingts ans (*collection sous verre*) : deux pièces offrant la préparation des veines, artères et nerfs. . . . . . . . . . . . . . . . . . . . . . . FR. 500

Quatre-vingt-dix têtes sculptées pour l'étude de la dentition comparée, depuis l'homme jusqu'à l'insecte (*chaque pièce est montée séparément sur tige en cuivre et socle noir*), la collection. . . . 1200

Arcades complètes de dents naturelles, isolées et remontées en rapport.. . . . . . . . . . . . . . . . . . . . . . . . . . 25

Mâchoires sculptées pour la démonstration de la première et de la deuxième dentition. — . . . . . . . . . . . . 25

Têtes entières sculptées de la même manière, montées sur supports et sous verre. . . . . . . . . . . . . . . . . . . . . . . . 50

Dents naturelles. . . . . . . . . . . . . . . . . . . . . . »

---

(1) Ces ligaments imitent parfaitement les ligaments naturels, et les remplacent avantageusement, en ce qu'ils ne conservent aucune odeur, désagrément qu'ont toujours les bassins avec ligaments naturels, si bien préparés qu'ils soient.

# ANATOMIE COMPARÉE.

## Squelettes montés de Mammifères.

### QUADRUMANES.

| | | FR. |
|---|---|---|
| Chimpanzé | Troglodytes niger | 450 |
| Orang-Outang | Pithecus Satyrus | 350 |
| Gibbon | Hylobates | 120 |
| Guenon Talapoin | Cercopithecus Talapoin | 40 |
| Guenon Moustac | Cercopithecus Cephus | 30 |
| Cercocèbe Malbrouck | Cercocebus Malbrouck | 45 |
| — Callitriche | — Saboeus | 40 |
| Semnopithèque Croo | Semnopithecus Comatus | 130 |
| — Nègre | — Maurus | 130 |
| Macaque Toque | Macacus radiatus | 40 |
| — Maimon | — Rhesus | 40 |
| Magot Sylvain | Magus Sylvanus | 50 |
| Cynocephale Tartarin | Cynocephalus hamadryas | 120 |
| — Papion | — Papio | 50 |
| Alouate Guariba | Mycetes Fuscus | 120 |
| Sapajou gris | Cebus griseus | 30 |
| — nègre | — niger | 35 |
| — sajou | — apella | 30 |
| — Saï | — capucinus | 30 |
| — cornu | — fatuellus | 35 |
| Sagoin Saïmiri | Saguinus Sciureus | 40 |
| Saki capucin | Pithecia chiropotes | 35 |
| Ouistiti | Jacchus vulgaris | 25 |
| Lori grèle | Loris gracilis | 80 |

### CARNASSIERS.

| | | |
|---|---|---|
| Chauve-souris de France | Vespertilio | 16 |
| Grande roussette | Pteropus | 160 |
| Hérisson | Erinaceus | 18 |
| Musaraigne | Sorex | 18 |
| Desman des Pyrénées | Mygale Pyrenaica | 30 |

| | | FR. |
|---|---|---|
| Taupe | Talpa | 15 |
| Tenrec | Setiger | 70 |
| Ours (adulte) | Ursus | 200 |
| Ours (jeune) | — | 45 |
| Raton laveur | Procyon lotor | 60 |
| Blaireau | Meles vulgaris | 65 |
| Marte Putois | Mustela Putorius | 25 |
| — des Alpes | — Alpina | 35 |
| — furet | — Furo | 30 |
| — fouine | — Foina | 30 |
| Loutre d'Europe | Lutra vulgaris | 60 |
| — (jeune) | — — | 20 |
| Chien | Canis familiaris | 30 |
| Renard | Canis Vulpes | 35 |
| Genette Lisang | Genetta Lisang | 100 |
| Mangouste de Java | Ichneumon Javanicus | 40 |
| Chat | Felis | 25 |
| Lion | Felis Leo | 300 |
| — (jeune) | — — | 100 |
| Lionne | — — | 250 |
| Tigre | Felis Tigris | 200 à 300 |
| Phoque | Phoca | 60 |
| — | — | 150 |

MARSUPIAUX.

| | | |
|---|---|---|
| Sarigue Crabier | Didelphis Cancrivora | 40 |
| — — | — — | 70 |
| Dasyure | Dasyurus | 80 |
| Phalanger | phalangista | 90 |
| Potorou | Hypsyprymnus | 85 |
| Kangourou | Macropus | 120 |
| — | — | 200 |
| Phascolome Wombat | Phascolomys Bassii | 200 à 300 |

RONGEURS.

| | | |
|---|---|---|
| Grand Ecureuil de l'Inde | Sciurus Indicus | 40 |

| | | FR. |
|---|---|---|
| Ecureuil commun | Sciurus vulgaris | 12 |
| Marmotte d'Europe | Arctomys Marmotta | 25 |
| — exotique | — empetra | 35 |
| Rat | Mus | 15 |
| Gerboise | Dipus | 35 |
| Porc-épic | Hystrix | 80 |
| Lièvre | Lepus | 25 |
| Lièvre-lapin | Lepus cuniculus | 18 |
| Paca brun | Cœlogenus subniger | 120 |
| Agouti | Chloromys | 55 |
| Cabiai | Hydrochœrus | 300 |
| Cochon d'Inde | Cavia Cobaya | 18 |
| Polatouche | | 30 |
| Pœphagomys | Pœphagomys | 25 |

### ÉDENTÉS.

| | | |
|---|---|---|
| Acheüs Aï | Bradypus trydactylus | 200 |
| Tatou | Dasypus | 200 |
| Tatou Peba | Dasypus Peba | 180 |
| Fourmilier Tamanoir | Myrmecophaga Jubata | 500 |
| — Tamandua | Myrmecophaga Tamandua | 150 |
| Echidné | Echidna | 250 |
| Ornythorynque | Ornythoryncus | 225 |

### PACHYDERMES.

| | | |
|---|---|---|
| Eléphant (jeune) | Elephas | 700 |
| Cochon (jeune) | Sus | 35 |
| Cheval | Equus | 300 |

### RUMINANS.

| | | |
|---|---|---|
| Lama | Lama | 300 |
| Vigogne | Lama Vicugna | 160 |
| Cerf d'Otaïti | Cervus (Otaïti) | 200 |
| Cerf commun (jeune) | Cervus Elaphus | 60 |

| | | FR. |
|---|---|---|
| Chèvre . . . . . . . . . . . . | Capra. . . . . . . . . . . . | 100 |
| — avec ses ligaments. . . . | — . . . . . . . . . . | 60 |
| Bouc. . . . . . . . . . . . . | — . . . . . . . . . . . | 150 |
| Antilope Chamois. . . . . . . | Antilope rupicapra.. . . . . | 200 |

CÉTACÉES.

| | | |
|---|---|---|
| Marsouin. . . . . . . . . . . | Phocœna. . . . . . . . . . | 60 |
| — . . . . . . . . . . . | — . . . . . . . . . . . | 80 |
| Narwhal. . . . . . . . . . . . | Monodon Monoceros. . . . . | 500 |

## Squelettes montés d'Oiseaux.

OISEAUX DE PROIE.

| | | |
|---|---|---|
| Vautour fauve . . . . . . . . | Vultur fulvus. . . . . . . . . | 90 |
| Hobereau.. . . . . . . . . . . | Falco subbuteo. . . . . . . | 12 |
| Cresserelle. . . . . . . . . . | Falco tinnunculus. . . . . . | 14 |
| Aigle royal. . . . . . . . . . | Falco chrysaëtos.. . . . . . | 80 |
| — pycargue.. . . . . . . . . | — ossifragus. . . . . . . | 90 |
| Epervier.. . . . . . . . . . . | — nisus . . . . . . . | 12 |
| Buse. . . . . . . . . . . . . . | Buteo. . . . . . . . . . . | 20 |
| Messager secrétaire . . . . . . | Serpentarius. . . . . . . | 150 |
| Chouette. . . . . . . . . . . . | Ulula. . . . . . . . . . . . | 15 |
| Effraye.. . . . . . . . . . . . | Strix. . . . . . . . . . . | 15 |

PASSEREAUX.

| | | |
|---|---|---|
| Bruant. . . . . . . . . . . . | Emberiza citrinella. . . . . | 10 |
| Etourneau. . . . . . . . . . . | Sturnus vulgaris.. . . . . . | 10 |
| Geai. . . . . . . . . . . . . | Garrulus. . . . . . . . . | 12 |
| Bouvreuil.. . . . . . . . . . . | Pyrrhula.. . . . . . . . . . | 10 |
| Martinet commun. . . . . . | Hirundo apus.. . . . . . . . | 10 |
| Hirondelle de fenêtre.. . . . . | — urbica. . . . . . . | 10 |
| — de cheminée.. . . . | — rustica. . . . . . . | 10 |

GRIMPEURS.

| | | |
|---|---|---|
| Picvert. . . . . . . . . . . . | Picus viridis. . . . . . . . . | 15 |

| | | FR. |
|---|---|---|
| Perruche à collier | Conurus | 14 |
| Perroquet | Psittacus | 15 |

GALLINACÉS.

| | | |
|---|---|---|
| Paon | Pavo | 35 |
| Coq | Gallus | 20 |
| Faisan doré | Phasianus pictus | 18 |
| — de Chine | — (Chine) | 18 |
| Perdrix grise | Tetrao cinereus | 12 |
| Tourterelle | Columba turturina | 10 |
| Colin sonnini | Perdix sonnini | 18 |
| Ganga | Pterocles | 18 |

ECHASSIERS.

| | | |
|---|---|---|
| Autruche | Struthio | 500 |
| — (fœtus) | — (fœtus) | 25 |
| Héron commun | Ardea major | 30 |
| Butor | — stellaris | 25 |
| Cygogne | — ciconia | 50 |
| Spatule | Platalea | 35 |
| Courlis cendré | Numenius arquata | 20 |
| Chevalier | Totanus | 12 |
| Poule d'eau | Gallinula | 18 |
| Foulque macroule | Fulica atra | 20 |
| Flammant phœnicoptère | Phœnicopterus ruber | 130 |

PALMIPÈDES.

| | | |
|---|---|---|
| Grèbe cornu | Colymbus cornutus | 15 |
| Plongeon cat-marin | — septentrionalis | 20 |
| Pingouin brachyptère | Alca impennis | 16 |
| Macareux | Mormon fratercula | 20 |
| Pétrel tempête | Procellaria capensis | 20 |
| Goëland | Larus | 22 |
| Canard sauvage | Anas | 18 |
| Cygne | — cygnus | 80 |

| | | FR. |
|---|---|---|
| Oie rieuse . . . . . . . . . . . | Anas albifrons. . . . . . . . | 25 |
| — cravan. . . . . . . . . . . | — bernicla. . . . . . . . . | 25 |
| Harle huppé. . . . . . . . . . | Mergus serrator.. . . . . . . | 16 |

## Squelettes montés de Reptiles.

### CHÉLONIENS.

| | | |
|---|---|---|
| Tortue de terre. . . . . . . . . | Testudo. . . . . . . . . . . | 15 à 50 |
| — à boite, ou terrapène. . . | — cistuda . . . . . . . . | 20 |
| — de mer.. . . . . . . . . . | Chelonia.. . . . . . . . . . | 15 à 30 |

### SAURIENS.

| | | |
|---|---|---|
| Crocodile.. . . . . . . . . . . . | Crocodilus. . . . . . . . . | 30 à 250 |
| Lezard ordinaire. . . . . . . . . | Lacerta agilis.. . . . . . . . . | 15 |
| Ameïva.. . . . . . . . . . . . . | Ameïva. . . . . . . . . . . . | 35 |
| Iguane.. . . . . . . . . . . . . | Iguana.. . . . . . . . . . . . | 35 |
| Grand Varan. . . . . . . . . . | Varanus.. . . . . . . . . . . | 350 |
| Caméléon.. . . . . . . . . . . . | Chamœleo. . . . . . . . . . | 18 |
| Scinque.. . . . . . . . . . . . . | Scincus. . . . . . . . . . . . | 30 |
| Seps chalcide. . . . . . . . . . | Lacerta chalcides. . . . . . | 30 |

### OPHIDIENS OU SERPENTS.

| | | |
|---|---|---|
| Amphisbène.. . . . . . . . . . | Amphisbœna.. . . . . . . . | 25 |
| Boa. . . . . . . . . . . . . . . | Boa.. . . . . . . . . . . . . . | 80 |
| —.. . . . . . . . . . . . . . . | — . . . . . . . . . . . . . . | 100 |
| Grand pithon (et sa cage). . . . | Pithon.. . . . . . . . . . . . | 600 |
| Couleuvre à collier. . . . . . . | Coluber natrix. . . . . . . . | 20 |
| Crotale durissus . . . . . . . . | Crotalus durissus. . . . . . | 100 |
| — horridus.. . . . . . . . . | — horridus . . . . . . . | 100 |
| Vipère . . . . . . . . . . . . . | Coluber berus. . . . . . . . . | 25 |
| Serpent à lunettes. . . . . . . | Naia tripudians.. . . . . . . | 60 |
| — de mer.. . . . . . . . . . | Hydrophis. . . . . . . . . . | 80 |

### BATRACIENS.

Crapauds et Grenouilles d'Europe (sous verre) . . . . . . . . . a 6 et 7

| | | FR. |
|---|---|---|
| Crapauds et grenouilles exotiques | Rana bufo | 20 à 25 |
| Salamandre | Salamandra | 12 |
| Protée | Proteus | 40 |

## Squelettes montés de Poissons.

ACANTHOPTÉRIGIENS.

| | | |
|---|---|---|
| Perche | Perca Fluvialis | 20 |
| Bar | Labrax | 60 |
| Serran brun | Serranus | 15 |
| Serran écriture | Perca Scriba | 12 |
| Holocentre à longues nageoires | Holocentrum longipinna | 25 |
| Uranoscope vulgaire | Uranoscopus | 30 |
| Rouget commun ou grondin | Trigla pini | 20 |
| — du Brésil | Trigla puretata | 15 |
| Dactyloptère commun | Trigla volitans | 35 |
| Scorpène | Scorpœna | 30 |
| Synancée horrible | Synanceia horrida | 40 |
| Sargue de Rondelet | Sargus Rondeletii | 25 |
| Chœtodon vagabond | Chœtodon vagabundus | 25 |
| Ephippus forgeron | Ephippus | 25 |
| Maquereau vulgaire | Scomber Scombrus | 16 |
| Liche Glaycon | Lichia Glaucus | 12 |
| Carangue jaune | Caranx Chrysos | 12 |
| Dorée forgeron | Zeus | 35 |
| Acanthure noir | Chœtodon nigricans | 15 |
| Amphacanthe ponctuée | Amphacantus punctulatus | 16 |
| Muge Capiton | Mugil Capito | 30 |
| Loup marin | Anarrhicas Lupus | 80 |
| Malthée Vespertilion | Malthée Vespertilio | 25 |
| Crenilabre Paon | Crenilabrus Pavo | 30 |

MALACOPTÉRIGIENS ABDOMINAUX.

| | | |
|---|---|---|
| Carpe | Cyprinus Carpio | 20 |
| Tanche | Cyprinus Tinca | 18 |

| | | FR. |
|---|---|---|
| Brême | Cyprinus brama | 18 |
| Brochet | Esox Lucius | 50 |
| Hareng commun | Clupea Harengus | 15 |

MALACOPTÉRIGIENS SUBBRACHIENS.

| | | |
|---|---|---|
| Morue | Gadus Morrhua | 80 |
| Merlan | Gadus Merlangus | 18 |
| Carrelet | Pleuronecte platessa | 25 |
| Limande | Pleuronecte limanda | 15 |
| Sole | Pleuronecte solea | 20 |

MALACOPTÉRIGIENS APODES.

| | | |
|---|---|---|
| Anguille | Murœna anguilla | 20 |
| Congre | Murœna conger | 40 |

LOPHOBRANCHES.

| | | |
|---|---|---|
| Hyppocampe | Hyppocampus | 15 |
| Pégase | Pegasus | 15 |

PLECTOGNATHES.

| | | |
|---|---|---|
| Diodon multimaculatus | | 15 |
| Tétrodon | Tetraodon lineatus | 35 |
| Mole, poisson lune | Tetrodon mola | 130 |
| Baliste à écharpe | Baliste rectangulus | 20 |

CHONDOPTÉRIGIENS A BRANCHIES FIXES.

| | | |
|---|---|---|
| Squale petite roussette | Squalus catulus | 30 |
| Grande roussette | Squalus canicula | 40 |
| Raie | Raia rhinobatus | 25 |
| Lamproie | Pteromyzon fluvialis | 30 |

Une grande quantité de têtes d'animaux de toute espèce, qu'il serait trop long d'énumérer. Nous mentionnerons seulement les suivantes, montées à la Bauchêne :

| | FR. |
|---|---|
| Tête de singe. . . . . . . . . . . . . . . . . . . . . . . . . | 100 |
| — de Chouette. . . . . . . . . . . . . . . . . . . . . . . | 70 |
| — de Tortue. . . . . . . . . . . . . . . . . . . . . . . . | 100 |
| — Crocodile. . . . . . . . . . . . . . . . . . . . . . . . | 250 |
| — de Morue (1). . . . . . . . . . . . . . . . . . . . . . | 250 |

Nous pouvons offrir également presque tous les exemplaires en peau des mammifères énumérés d'autre part, ainsi qu'une très-grande quantité de peaux d'oiseaux d'Europe et exotiques, montées et non montées.

Modèle en plâtre d'une tête d'Ours des cavernes. (Ursus speleus) 45

## PHRÉNOLOGIE.

| | FR. |
|---|---|
| Crânes naturels avec la topographie des docteurs Gall et Spurzheim. | 25 |
| Bustes en plâtre, de grandeur naturelle, avec la même topographie. | 9 |
| Bustes offrant d'un côté le cerveau découvert, avec les numéros correspondant à la topographie de Spurzheim. indiqués de l'autre côté. . . . . . . . . . . . . . . . . . . . . . . . | 9 |
| Bustes demi-nature, avec les deux topographies (*Gall et Spurzheim*). | 7 |
| Bustes de petite grandeur. *id.* *id.* | 5 |
| Collection de têtes de races (*en plâtre*), vingt-cinq pièces, à. . . | 5 |
| Têtes des hommes célèbres dans les sciences, les arts, l'industrie, etc. | 3 fr. 50 |
| Crânes des grands criminels (*moulés sur nature*). (Voir le tableau ci-après). . . . . . . . . . . . . . . . . . . . . . . | 3 50 |

(1) Les os de la tête de la morue et de celle du crocodile ont été nommés d'après le système de Cuvier : des numéros correspondant à un texte explicatif y sont apposés.

# Collection d'Exemplaires, en plâtre,

DES

# CRÂNES

## DES DIFFÉRENTES RACES HUMAINES,

A 5 FRANCS LA PIÈCE.

Nos

1 Tête d'ancien Inar ou Quichua (république de Bolivie).
2 Tête d'un jeune indien Aimara des anciens tombeaux de Carangas (Bolivie).
3 Tête d'indien prise dans les anciens tombeaux de la Bolivie.
4 Tête de Madura (Java).
5 Orang-Outang de Calcuta.
6 Makoca, peuple au-delà des Cafres des cimetières du Cap (Mozambique).
7 Namaquois (les Namaquois sont tous morts au Cap).
8 Tête de Caraïbe.
9 Femme Bochisman (Vénus hottentote).
10 Crâne de négresse portant un anneau à la lèvre.
11 Tête de Mozambique.
12 Tête de Malabar.
13 Tête de Bengali.
14 Tête de Patagon.
15 Tête de Bédouin.
16 Tête d'homme de la terre de Van Diémen.
17 Tête de race Caucasienne ou race blanche.
18 Tête du golfe du Mexique.
19 Tête de Zélandais.
20 Tête de Mongol.
21 Tête de femme Malaise.
22 Tête de Chinois pur.
23 Tête de Malgache.
24 Tête de Druide (anciens celtes) supposée celle d'un homme.
25 — — supposée celle d'une femme.

Ces deux dernières têtes ont été trouvées dans les fouilles faites à Meudon au mois de juin 1845.

---

Collection de têtes des hommes célèbres dont nous mentionnerons seulement les suivants :

Bonaparte, Cromwel, Talleyrand, Walter Scott, Mirabeau.

Autre collection des principaux suppliciés, tels que Lacenaire, Fieschi, Papavoine, etc.

# OBJETS DIVERS.

Pièces dans l'esprit de vin. Fœtus humains, fœtus d'animaux, anomalies, monstruosités, collection de reptiles.

Fabrique d'yeux en émail. Yeux humains, yeux d'animaux, quadrupèdes, oiseaux, poissons, etc., etc.

Nota. On se charge d'exécuter, sur commande, toute espèce de préparations anatomiques, mais il est bien essentiel d'en donner le détail d'une manière claire et précise.

Toutes les pièces en cire sont sous verre, et portent pour la plupart des numéros correspondant à un texte explicatif.

Les frais d'emballage sont en sus du prix des objets.

En faisant une commande, on est prié d'adresser les fonds, soit par les messageries, soit par un bon sur la poste ou sur un banquier de Paris.

Imp. J.-B. GROS, rue du Foin-St.-Jacques, 18.

# SUPPLÉMENT.

## Collection de Bassins artificiels.

Cette collection, désignée à la page 14 de ce catalogue, a été complétée et se compose actuellement de vingt modèles tous moulés sur nature, offrant les meilleurs exemples des principaux vices de conformation, et deux de nature normale, dont la nomenclature suit :

(On trouvera indiqué à la suite de chaque exemplaire à qui appartient l'original) (1).

Nos

1. Bassin bien conformé, homme adulte.
2. Bassin bien conformé, femme adulte.
3. Bassin vicié par luxation congéniale des deux fémurs. — Enfant (docteur Pravas).
4. Bassin vicié par ostéomalaxie, degré fort avancé (Musée Dupuytren).
5. Bassin vicié par luxation congéniale des deux fémurs. — Femme adulte (professeur Blandin).
6. Bassin rachitique avec gonflement des os, chez un jeune sujet (Musée Dupuytren).
7. Bassin rachitique.—Femme adulte : rétrécissement peu considérable du détroit supérieur, déviation latérale gauche du promontoire (Musée Dupuytren).
8. Bassin rachitique. — Femme adulte : type du bassin vicié par le rachitisme à un faible degré (Musée Dupuytren).
9. Bassin rachitique.— Femme adulte : enfoncement des iléums, figure cordiforme du détroit supérieur (Guy aîné).
10. Bassin rachitique.— Femme adulte : saillie du corps du sacrum, rétrécissement du diamètre droit de l'excavation (Musée Dupuytren).

---

(1) Voir ci-après un spécimen lithographié.

N^os

11. Bassin rachitique. — Femme adulte : saillie du promontoire, applatissement latéral; figure cordiforme du détroit supérieur (professeur Dubois).

12. Bassin rachitique. — Femme adulte : saillie latérale gauche du sacrum, enfoncement correspondant de l'iléum du même côté, rétrécissement marqué du diamètre oblique gauche du détroit supérieur (Musée Dupuytren).

13. Bassin oblique ovalaire de M. Nægelé (professeur Dubois).

14. Bassin vicié par ostéomalaxie (professeur Dubois).

15. Bassin vicié par luxation congéniale d'un seul fémur (doct. Pravas).

16. Bassin rachitique d'un enfant (Guy aîné).

17. Bassin vicié par luxation spontanée d'un seul fémur (Guy aîné).

18. Bassin vicié par ostéomalaxie, degré peu avancé (Musée Dupuytren).

19. Bassin en entonnoir (Musée Dupuytren).

20. Bassin rachitique, degré très-avancé; le diamétre droit du détroit supérieur n'a qu'un pouce (Guy aîné).

La collection complète . . . . . . . . . . . . . . . . . 500 fr.

Ou la pièce. . . . . . . . . . . . . . . . . . . . . . . 25

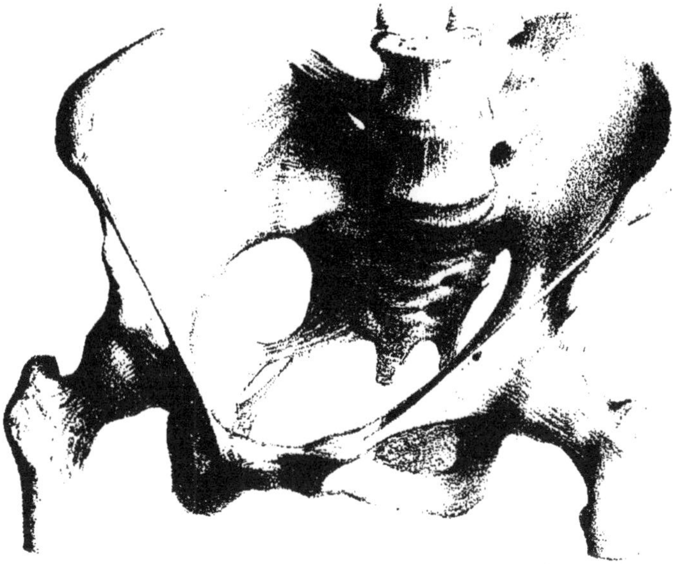

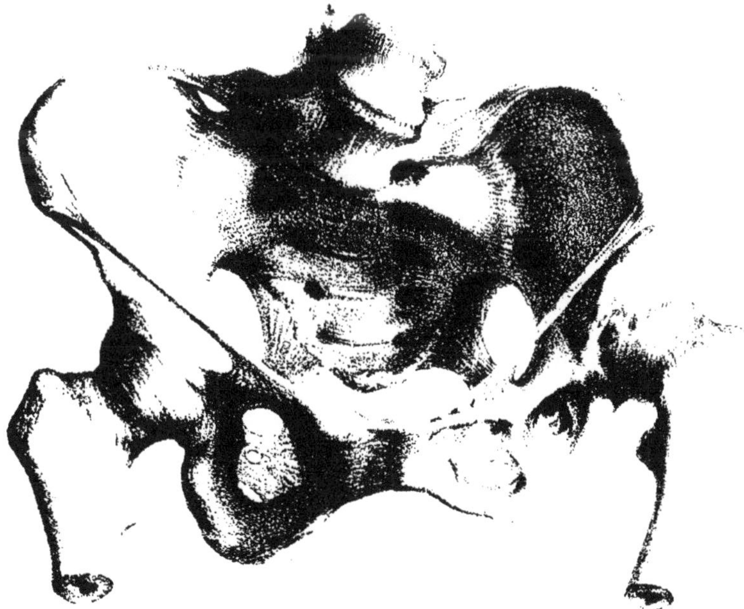

Pl. I. [illegible]

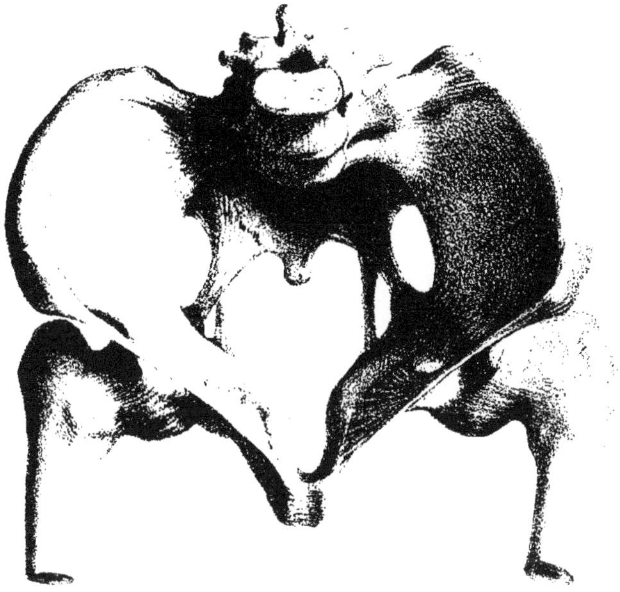

N° 3 [illegible]

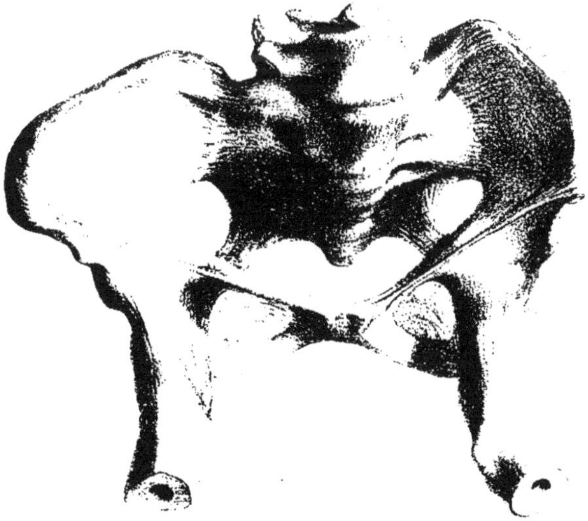

# MALADIES DE LA PEAU

COLLECTION DE TRENTE PIÈCES D'APRÈS NATURE.

| Nos | | fr. |
|---|---|---|
| 1. | Morve chez l'homme (face) | 60 |
| 2. | Morve chez le cheval (moitié de la tête) | 60 |
| 3. | Charbon. Anthrax (dos) | 40 |
| 4. | Hémorragie pétéchiale (tronc). — Hemorragie petechialis. | 80 |
| 5. | Herpes zoster (ventre) | 50 |
| 6. | Eczema impétigineux (face). — Eczema impetiginodes. | 66 |
| 7. | Impetigo diffus (pied et jambe). — Impetigo sparsa. | 50 |
| 8. | Impetigo invétéré (pied et jambe). — Impetigo inveterata. | 50 |
| 9 | Psoriasis (bras et main) | 60 |
| 10. | Lèpre. Lepra (bras et main) | 60 |
| 11. | Lèpre syphilitique (poitrine). — Syphilitica lepra. | 50 |
| 12. | Lichen syphilitique (dos). — Syphiliticum lichen. | 40 |
| 13. | Ecthyma syphilitique (face). — Syphiliticum ecthyma. | 60 |
| 14. | Tubercules syphilitiques (face) — Syphilitica tubercula. | 60 |
| 15. | Éléphantiasis des Grecs (face). — Elephantiasis græcorum. | 60 |
| 16. | Molluscum commun (tronc). — Molluscum commune. | 80 |
| 17. | Molluscum contagieux (face). — Molluscum contagiosum. | 60 |
| 18. | Vitiligo des enfants (tronc). — Vitiligo infantilis. | 80 |
| 19. | Sycosis (face) | 60 |
| 20. | Acné induré (face). — Acne indurata. | 60 |
| 21. | Porrigo larvé (face). — Porrigo larvalis. | 60 |
| 22. | Ecthyma des cachexies (dos) — Ecthyma cachecticum. | 40 |
| 23. | Ichthyos (pied et jambe) | 50 |
| 24. | Pompholyx dentinus (tronc). | 80 |
| 25. | Scorbut. Les ecchymoses (tronc) | 70 |
| 26. | Scorbut. Les ulcères scorbutiques (tronc) | 70 |
| 27. | Gale invétérée (main). — Psora inveterata. | 40 |
| 28. | Prurigo senile (cuisse). — Prurigo senilis. | 50 |

| Nos | | fr. |
|---|---|---|
| 29. | La rupie (cuisse). — Rupia prominens. . . . . . . . . . | 50 |
| 30. | Roseole exanthémateuse (cuisse et ventre)—Roseola exanthematica. . . | 40 |

---

Série de douze préparations du col de l'utérus, offrant les différents degrés de développement pendant la grossesse (dans un cadre d'ébène à fond de velours). . . . . . . . . . . . . . . . 120

---

*Collection d'histoire naturelle de toute espèce : mammifères, oiseaux, poissons, reptiles, coquilles, minéraux, etc., etc.*

Il est difficile de désigner des prix pour ces collections, ils varient nécessairement en raison de leur importance et de la rareté des espèces demandées.

Voici pourtant l'indication des prix des espèces les plus communes en mammifères et oiseaux montés, présentant l'ensemble des classes et des genres les plus nécessaires et pouvant former une collection d'étude pour des cours élémentaires, ceux des Lycées, par exemple :

| | FR. |
|---|---|
| Un singe (guenon). . . . . . . . . . . . . . . . . . | 30 |
| Une chauve-souris . . . . . . . . . . . . . . . . . | 6 |
| Un hérisson . . . . . . . . . . . . . . . . . . | 12 |
| Une fouine. . . . . . . . . . . . . . . . . . . | 25 |
| Un phoque. . . . . . . . . . . . . . . . . . . | 60 |
| Un sarigue. . . . . . . . . . . . . . . . . . . | 30 |
| Un écureuil. . . . . . . . . . . . . . . . . . | 6 |
| Un lapin. . . . . . . . . . . . . . . . . . . | 10 |
| Un édenté (ornythorynque ou tamandua) . . . . . . . . . | 40 |
| Une chèvre ou un mouton. . . . . . . . . . . . . . . | 70 |
| Un marsouin . . . . . . . . . . . . . . . . . . | 60 |

---

| | |
|---|---|
| Une buse. . . . . . . . . . . . . . . . . . . | 10 |
| Une chouette. . . . . . . . . . . . . . . . . . | 8 |
| Une pie grièche. . . . . . . . . . . . . . . . . | 4 |

| | FR. |
|---|---|
| Un gobe-mouche | 5 |
| Un tangara | 3 |
| Un merle | 4 |
| Un bec fin | 2 |
| Une hirondelle | 2 |
| Une alouette | 2 |
| Une mésange | 2 |
| Un bouvreuil | 2 |
| Un étourneau | 3 |
| Un piquebœuf | 8 |
| Un corbeau | 8 |
| Un rollier | 8 |
| Une sittelle | 3 |
| Un grimpereau | 3 |
| Un souï-manga | 4 |
| Un colibri | 4 |
| Un pic | 5 |
| Une huppe | 10 |
| Un coucou | 6 |
| Un martin-pêcheur | 3 |
| Un toucan | 8 |
| Un perroquet | 8 |
| Un pigeon | 6 |
| Un coq | 10 |
| Une perdrix | 6 |
| Un pluvier | 6 |
| Un héron | 18 |
| Une poule d'eau | 6 |
| Un courlis | 8 |
| Un grèbe | 10 |
| Un macareux | 8 |
| Une hirondelle de mer | 7 |
| Un canard | 8 |

*Pour les minéraux et coquilles, les prix varient ainsi qu'il suit :*

| | FR. |
|---|---|
| Le premier cent de minéraux, 1er choix vaut, en petit format. . | 45 |
| — — — — en format moyen. | 60 |
| — — — — en grand format . | 80 |
| — — — 2e choix . . . . . . . . | 35, 50 et 70 |
| Le premier cent de roches, selon le format. . . . . . . | 30, 45 et 60 |

Le prix des minéraux augmente de 10 fr. par centaine, à partir de la première; celui des roches de 5.

*Une bonne collection d'étude peut se composer ainsi :*

| | |
|---|---|
| 156 coquilles, mollusques, etc., bien nommées et bien classées. . | 65 |
| Une série de 200 minéraux, en format moyen, 1er choix. . . . . | 125 |
| Une collection de 300 roches, format moyen. . . . . . . . . . . | 150 |
| Une collection de 200 fossiles caractéristiques de tous les terrains, 2e choix. . . . . . . . . . . . . . . . . . . . . . . . . . | 100 |
| Ou 300 minéraux, grand format, 2e choix. . . . . . . . . . . | 225 |
| — 300 roches, grand format . . . . . . . . . . . . . . . | 200 |
| — 200 fossiles, 1er choix . . . . . . . . . . . . . . . . | 120 |

Ces collections peuvent nécessairement être modifiées suivant le désir ou le besoin. Une collection de roches peut se réduire à 60 échantillons et une de minéraux à 100, mais il faut au moins 100 roches et 300 minéraux pour une collection d'étude.

Imprimerie de J.-B. GROS, rue du Foin-Saint-Jacques, 18

www.ingramcontent.com/pod-product-compliance
Ingram Content Group UK Ltd.
Pitfield, Milton Keynes, MK11 3LW, UK
UKHW032014260826
14628UKWH00005B/2495

9 782329 383484